BIBLIOTHÈQUE PÉDAGOGIQUE

DE

l'Arrondissement de Dieppe

CATALOGUE

DIEPPE
IMPRIMERIE DIEPPOISE
194, GRANDE-RUE
—
1924

BIBLIOTHÈQUE PÉDAGOGIQUE

DE

l'Arrondissement de Dieppe

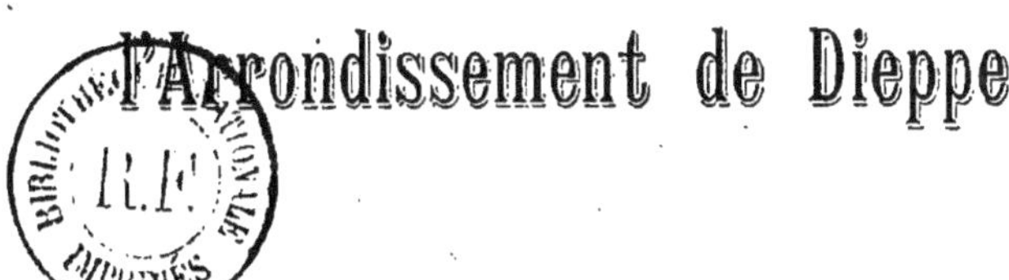

CATALOGUE

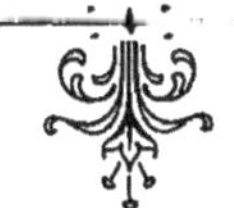

DIEPPE
IMPRIMERIE DIEPPOISE
194, GRANDE-RUE

—

1924

NOTA

<hr>

Des pages en blanc sont laissées après chaque série. On y indiquera, avec soin, en suivant les dispositions typographiques, les ouvrages achetés.

Avis de ces achats sera donné, avec l'indication de la série où devront être inscrits les nouveaux volumes.

Bibliothèque Pédagogique

DE

l'Arrondissement de Dieppe

—— ◉ ——

CATALOGUE

Série A. — **Dictionnaires**

Bouillet	Dictionnaire d'Histoire et de Géographie.
Buisson	Dictionnaire de Pédagogie (complet).
id.	id. (2e partie seule).
X...	Larousse mensuel illustré.
X...	id. (2e volume).
X...	Bulletin de l'A. A. des Anciens Elèves de l'Ecole Normale de Rouen — 1886 à 1910.
X...	Revue Pédagogique (année courante)
X...	Après l'école, années 1900, 1901, 1902, 3 vol.
X...	Annuaire de l'Enseignement Primaire, 1885 à 1911 et 1914.
X...	Bulletin des " *Amys du Vieux Dieppe* " 1913.
Rouaix.	Dictionnaire manuel illustré des idées suggérées par les mots.

Série B. — **Pédagogie**

Alengry	Leçons de Psychologie.
id.	Psychologie et Morale.
id.	Applications à l'éducation.
Mlle Amieux	L'Enseignement des leçons de choses.
Anthoine	A travers nos Ecoles.
Badré	Recueil de compositions pour le C. A. P.
Bagnaux	Travaux d'Instituteurs français.
id.	Devoirs d'Ecoliers français.
id.	id. étrangers.
Bailly et Dodey	L'Ecole primaire en action.
id.	La Classe préparée.
Berger	Conférence pédagogique sur l'enseignement de la langue française.
P. Bernard	Comment on devient un Educateur.
Bertrand	L'Histoire locale.
A. Binet et Th. Simon	Les Enfants anormaux.
Bourgoin	De l'Enseignement par l'aspect.
id.	id. id.
Bréal	Quelques mots sur l'Instruction publique.
Brouard et Defodon	Manuel du C. A. P.
Brunot	L'Enseignement de la langue française.
Ferdinand Buisson	Devoirs d'Ecoliers Américains.
id.	Rapport sur l'Instruction primaire.
id.	Programme des Ecoles primaires en Alsace-Lorraine.
Cadet	Lettres sur la Pédagogie.
Pape-Carpentier (Mme)	Conseils sur la direction des salles d'asile.
id.	Enseignement pratique dans les salles d'asile.
id.	Manuel des Maîtres (1re année, préparatoire)
id.	id. (2e id.)
id.	id. (période élémentaire)
Carré	Essai de Pédagogie.
Charbonneau	Cours de Pédagogie.
Charrier	Pédagogie vécue.
id.	Comment on développe un sujet pédagogique.
Chasteau (Mme)	Rédactions Pédagogiques.
id.	Leçons de Pédagogie.
Chaumeil	Manuel de Pédagogie psychologique.
Chauvin	L'Education de l'Instituteur.
Cornot et Gilet	Le Livre du C. A. P. et des Conférences Pédagogiques.
Damiron	Conseils et Allocutions.
Ch. Delon (Mme)	Exercices et Travaux pour les Enfants.
id.	La Leçon de Choses.
Dufrenne	Nouveau Cours de Pédagogie.
Forfer	Les Causeries de M. Forfer.
Friedel	La Pédagogie dans les Pays Etrangers.
Girard	De l'Enseignement de la Langue Maternelle.
Hannedouche et **Arnoux**	Guide pratique du C. A. P.

Henry	Pédagogie Elémentaire.
James	Causeries Pédagogiques.
Jost	Les Congrès des Instituteurs Allemands.
id.	L'Instruction Primaire en Angleterre.
Kergomard (Mme P.)	L'Education Maternelle dans l'Ecole.
Laugier	Compositions écrites de Pédagogie.
Levasseur	L'Enseignement de la Géographie.
Liquier	Causeries Pédagogiques.
id.	Memento Pédagogique.
Maguin	Note sur l'Instruction en Suisse.
Mariotti	Conférences de Pédagogie.
Martel	Où nous en sommes.
Maria Montessori (D^r)	La Maison des Enfants.
Pestalozzi	Comment Gertrude instruit ses Enfants.
E. Petit	L'Ecole Moderne.
Rendu	Cours de Pédagogie.
Rendu-Trouillet	Manuel de l'Enseignement Primaire.
Rollin	Traité des Etudes.
Rousselot	Pédagogie.
id.	L'Ecole Primaire.
id.	La Pédagogie Féminine.
Sabatier	Choix de sujets pour le C. A. P.
Sagnier	L'Institutrice.
Salmon	Conférences sur les Devoirs d'Instituteurs.
Mme Sauvestre	Guide pratique pour les Ecoles Professionnelles de Filles.
J. Simon	L'Ecole.
Théry	Lettres sur la profession d'Instituteur.
Thomas	La Dissertation Pédagogique.
Trabuc	Memento du C. A. P.
Vaillant	Nouveau Guide pour le C. A. P.
Valette et Vieillot	Morale Education Pédagogie.
Vessiot	Pages de Pédagogie.
id.	De l'Education à l'Ecole.
id.	De l'Enseignement à l'Ecole.
id.	L'Instituteur.
Viales	La 2me Année du Cours d'Adultes.
Vincent	Cours de Pédagogie.
Vincent et Magé	Lettres Pédagogiques.

Série C. — **Législation**

Beurdeley	La Responsabilité des Instituteurs.
Bouffez et Marie Cardine	Répertoire de Législation et de Jurisprudence.
d'Estournelles	Guide pratique de l'Enseignement Primaire.
Gobron	Législation et Jurisprudence de l'Enseignement public.
id.	Plans sommaires de Législation
Lantenois	Guide administratif de l'Instituteur.
Le Bourgeois	Le Délégué Cantonal.
Noyer	Les Pensions des Instituteurs.
Pinet	Nomination des Instituteurs de 1789 à 1871.
id.	Loi sur l'Organisation de l'Enseignement Primaire.
Pichard	Nouveau Code de l'Instruction Primaire 1880.
id.	Nouveau Code de l'Instruction Primaire 1905.
Pizard	Vade-Mecum des Instituteurs.
Rendu	L'obligation légale de l'Enseignement.
Schmit	Les Arrêts du Conseil supérieur de l'Instruction Publique.
Thurin	Recueil de Lois, Arrêtés, etc., à l'usage des Délégués Cantonaux.

Série D. — **Pédagogie Historique**

André	Nos Maîtres hier
id.	Nos Maîtres aujourd'hui.
Budé	Vie de Guillaume Budé.
Compayré	Histoire de la Pédagogie.
id.	Histoire critique des Doctrines de l'Education.
Defodon	Les Expositions Scolaires dans les Départements.
Gréard	Mme de Maintenon (Extraits).
La Chabeaussière	Catéchisme Français (an V).
Pompée	Etude sur la Vie et les Travaux de Pestalozzi.

Série E. — Education Générale et Etudes Pédagogiques

Aubert	Les Soirées Populaires.
Baudrillard	La Famille et l'Education.
Bérenger	La Conscience Nationale.
Bertrand	L'Education Intellectuelle.
Binet	Les Idées Modernes sur les Enfants.
Bouglé	L'Educateur Laïque.
Bourgeois	L'Education de la Démocratie.
Ferdinand Buisson	La Foi Laïque.
Chaning	Œuvres Sociales.
Chantavoine	L'Education Joyeuse.
G. Clémenceau	La Mêlée Sociale.
Coignet (Mme)	L'Education dans la Démocratie.
id.	La Morale dans l'Education.
Compayré	Jean Macé
id.	Herbart
id.	Horace Mann } Les grands Educateurs.
id.	Charles Démia
id.	Le P. Girard
id.	L'Evolution Intellectuelle et Morale de l'Enfant.
Michel Corday	Les Mains propres.
Corne	L'Education Intellectuelle.
Crammaussel	Le premier Eveil Intellectuel de l'Enfant.
Crouzet	Maîtres et Parents.
Demolins	Education Nouvelle.
id.	A quoi tient la supériorité des Anglo-Saxons.
Deries	Journal d'une Institutrice.
id.	Comment élever la Démocratie.
Deschamps	Le Malaise de la Démocratie.
Deseilligny	Influence de l'Education sur les Classes Laborieuses.
P. Doumer	Le Livre de mes Fils.
Dugard	Education Moderne des Jeunes Filles.
Dugas	Le Problème de l'Education.
Dupuy	Conférences pour Adultes.
Durand	Le Règne de l'Enfant.
Egger	Développement de l'Intelligence.
Faguet	Questions Politiques.
id.	Ce que disent les Livres.
Ferard	Les Mémoires d'un vieux Maître d'Ecole.
Fleury (de)	Le Corps et l'Ame de l'Enfant.
Franck	Morale pour tous.
Frœbel	L'Education de l'Homme.
Gache	La Philosophie du Peuple.
id.	L'Education du Peuple.
id.	La Rhétorique du Peuple.
id.	Mères et Fils.
Gilon	La Lutte pour le bien-être.
Gréard	Education et Instruction.
id.	Education des Femmes par les Femmes.
M. Guyau	Education et Hérédité.
Jacob	Pour l'Ecole Laïque.

Kropotkine	L'Entr'aide.
Lacombe	Enseignement basé sur la Psychologie.
Laveleye (de)	L'Instruction du Peuple.
Lavergne	Jean Coste.
Lavisse	Etudes et Etudiants.
Cⁿᵉ Lebaud	L'Education dans l'Armée d'une Démocratie.
Gustave Le Bon	Psychologie de l'Education.
id.	Psychologie des Foules.
A. Leclère	L'Education Morale Rationnelle.
Le Dantec	Le Conflit.
id.	L'Athéisme.
id.	Science et Conscience.
H. Le Roux	Nos Fils.
Lucas	Mes suprêmes Conseils.
Magdelaine	Fred.
Maillet	Eléments de Psychologie de l'Homme et de l'Enfant.
Marion	De la Solidarité Morale.
id.	Education dans l'Université.
Mauvezin	Avant de choisir son Métier.
Michelet	Le Peuple.
A. Moll-Weiss (Mᵐᵉ)	De la Rue au Foyer.
Dʳ Maria Montessori	L'Education Montessori.
Parisot et Henry	Les meilleures Pages des Ecrivains Pédagogiques.
Angelo Patri	Vers l'Ecole de demain.
Payot	Aux Instituteurs et aux Institutrices.
id.	Cours de Morale.
Pécaut	L'Education Publique et la Vie Nationale.
id.	Etudes sur l'Education Nationale.
id.	Quinze ans d'Education.
Périé	L'Ecole du Citoyen.
S. Poirson	La Co-Education.
Marcel Prévost	Lettres à Françoise.
id.	Lettres à Françoise mariée.
id.	Lettres à Françoise maman.
Reval	L'Avenir de mes Filles.
Romain Rolland	Jean Christophe : L'Aube.
id.	id. Le Matin.
id.	id. L'Adolescent.
id.	id. La Révolte.
id.	id. La Foire.
id.	id. Antoinette.
id.	id. Dans la Maison.
id.	id. Les Amies.
id.	id. Le Buisson Ardent.
id.	id. La Nouvelle Journée.
G. Rossignol	Un Pays de Célibataires.
J.-J. Rousseau	Emile ou de l'Education.
N. de Saussure	Education Progressive.
Séailles	Les Affirmations de la Conscience Moderne.
Séverine	Line.
Spencer	De l'Education Intellectuelle.
Spinosa	Ethique.

Spuller	Education de la Démocratie.
Stuart Blackie	L'Education de soi-même.
Taine	De l'Intelligence (2 vol.)
Thamin	Education et Positivisme.
Dr Toulouse	Comment former un Esprit.
id.	Comment se conduire dans la Vie.
Vapereau	L'Homme et la Vie.
Vauclin	Les Mémoires d'un Instituteur Français.
F. Vial	Condorcet et l'Education Démocratique.
Wagner	Jeunesse.
Marcelle Weissen Szumlanska	Hors du Harem.

Série F. — **Littérature et Morale**

Albalat	L'Art d'écrire.
id.	La Formation du Style.
id.	Le Travail du Style.
Bailly	Morale Indépendante.
Balzac	Eugénie Grandet.
H. Barbusse	Clarté.
René Bazin	La Terre qui meurt.
G. Beaume	Monsieur le Député.
Julien Benda	L'Ordination.
Pierre Benoit	L'Atlantide.
Bérenger	La France Intellectuelle.
Bernardin de Saint-Pierre	Etudes de la Nature.
Bertrand	La Mue.
Van Bever	La Normandie vue par les Ecrivains et les Artistes.
Bodin	Le Roman de Jacques Bonhomme laboureur.
Boileau	Œuvres.
H. Bordeaux	La Neige sur les Pas.
Bossert	Essai sur la Littérature Allemande.
M. Bouchor	Cinq Pièces en un Acte.
id.	Il faut mourir.
Boulen	Voyage à travers la Couleur Locale.
Bourget	Le Disciple.
Brachet	Grammaire Historique.
Buffon	Œuvres.
Célarié	Au Pair.
Chadourne	L'Inquiète Adolescence.
J. Claretie	Le Train 17.
Colette Yver	Les Dames du Palais.
id.	Princesses de Science.
Darmesteter	Les Prophètes.
A. Daudet	Les Rois en Exil.
id.	Le petit Chose.
id.	Le Nabab.
id.	Sapho.
Dugas	Cours de Morale théorique et pratique.
Georges Duhamel	Confession de Minuit.
Estaunié	L'Empreinte.
id.	La Vie Secrète.
Faguet	Notices Littéraires.
Cl. Farrère	Thomas L'Agnelet.
F. Favre	Ma Vocation.
J. Favre (Mme)	Montaigne, Moraliste et Pédagogue.
Fénelon	Aventures de Télémaque.
id.	Dialogue des Morts.
id.	Education des Filles.
Flaubert	Salambô.
id.	Madame Bovary.
A. France	Sur la Pierre Blanche.
id.	L'Orme du Mail.
id.	Le Mannequin d'Osier.
id.	L'Anneau d'Améthyste.

A. France	M. Bergeret à Paris.
id.	L'Ile des Pingouins.
id.	Crainquebille.
id.	Nos Enfants ⎱ Albums
id.	Filles et Garçons ⎰
id.	Les Dieux ont soif.
id.	Le petit Pierre.
id.	Les Opinions de Jérôme Coignard.
id.	La Rôtisserie de la Reine Pédauque.
Léon Frapié	La Maternelle.
id.	L'Institutrice de Province.
id.	Les Contes de la Maternelle.
Fribourg	Discours de Danton.
Gazier	Mélange de Littérature et d'Histoire.
Grenier	Histoire de la Littérature Française.
Guéchot	Types populaires créés par les grands Ecrivains.
M. Guyau	Esquisse d'une Morale sans sanction ni obligation.
Hallays	Le Pélerinage de Port-Royal.
Louis Hémon	Maria Chapdelaine.
V. Hugo	Notre-Dame de Paris.
id.	Quatre-vingt-treize.
R. Kipling	Le Livre de la Jungle.
Lamartine	Fénelon.
id.	Graziella.
Lavergne	Monsieur le Maire.
id.	Les Frelons.
Lebas	Les Palinods et les Poètes Normands.
id.	La Soirée des Dupes (Comédie).
id.	Corneille as-tu du cœur (Comédie).
Le Chevallier	L'Idéal moral.
Legouvé	L'Art de la Lecture.
Liard	Logique.
P. Loti	Pêcheur d'Islande.
id.	Le Livre de la Pitié et de la Mort.
Maeterlinck	Le Temple enseveli.
A. Mailloux	Ker-Avès.
P. et V. Margueritte	Le Désastre.
id.	Les Tronçons du Glaive.
id.	Les Braves Gens.
id.	La Commune.
id.	Les Sources Vives.
Marty-Lavaux	Grammaire Historique.
id.	De l'Enseignement de notre Langue.
G. de Maupassant	Une Vie.
id.	Contes choisis.
G. Maurière	Les Terriens.
Molière	Œuvres.
id.	Théâtre choisi.
Montaigne	De l'Institution des Enfants.
Montesquieu	L'Esprit des Lois.
Moselly	Le Rouet d'Ivoire.
Muller	La Morale en Action.
L. Pergaud	De Goupil à Margot.
E. Pérochon	Nène.

Série G. — **Education Physique**

Binet et Henri	La Fatigue Intellectuelle.
Braunschwig	L'Art et l'Enfant.
Brès (Mme)	Jeux et Occupations pour les Petits.
id.	Construction et Aménagement des Ecoles Maternelles.
Capellaro	Dessin, Modelage.
Charles (Mme M.)	Petit Traité de Composition Décorative.
Couyba	L'Art à l'Ecole.
Daujat et Dumont	Cours normal de Travaux Manuels.
Delannoy (Mme)	Amusements et Evolutions pour les Petits.
Delannoy et Girardot (Mme)	Pour faire jouer nos Petits.
Dumont et Philippon	Guide pratique des Travaux Manuels.
Garcin	Pour faire dessiner les Petits.
P. Kergomard (Mme)	L'Enfant de 2 à 6 ans.
Legros	Le Dessin à l'Ecole Primaire.
Martin	Cours normal de Travail Manuel.
Pâtissié	Initiation à la Composition Décorative.
Quénioux	Manuel de Dessin à l'usage de l'Enseignement Primaire *(2 exempl.)*
Ribot	Les Maladies de la Mémoire.
Saint-Clair (de)	Jeux et Exercices en plein air.

Série H. — **Histoire et Géographie**

Archibald Cary Coolidge	Les Etats-Unis, puissance mondiale.
Ardouin Dumazet	Voyage en France, n° 17, Nord-Ouest.
id.	id. id.
Aulard	Histoire politique de la Révolution Française.
id.	Taine, Historien de la Révolution Française.
Bastide	Les Institutions de l'Angleterre sous Edouard VII.
Raymond Bazin	La Fronde en Normandie.
Beaucamp	Nos vieilles Ecoles Normandes.
Bentzon	Femmes d'Amérique.
Blanchard	La Flandre et la Plaine Flamande.
Bouteiller	Histoire de Dieppe.
Champion	La France d'après les cahiers de 1789.
id.	La Séparation de l'Eglise et de l'Etat en 1794.
id.	J.-J. Rousseau et la Révolution Française.
Clive Holland	Au Japon ; choses vues.
Abbé Cochet	Galerie Dieppoise.
G. Delahache	Alsace-Lorraine.
Demangeon	La Picardie et la Plaine Picarde.
id.	Dictionnaire de Géographie.
P. Deschanel	Gambetta.
Lucien Deslinières	La France Nord-Africaine.
Deville	Histoire du Château d'Arques.
O. Dorien	Etudes sur le Canton d'Offranville.
id.	Notice sur Longueil.
M. Dubois et J. Kergomard	Géographie Economique.
Dupré	Histoire d'une Commune rurale : « Les Grandes Ventes ».
V. Duruy	Histoire de France.
Faguet	Le Socialisme en 1907.
Faure	Heures d'Italie.
A. France	Vie de Jeanne d'Arc.
Fustel de Coulanges	La Cité Antique.
Galtier	Etienne Dolet.
Guimet	L'Orient d'Europe au Fusain.
Dr Hamy	Aimé Bonpland.
G. Hanotaux	Ce que disent les Aïeux.
Houtin	La Crise du Clergé.
V. Hugo	Histoire d'un Crime.
id.	Napoléon le Petit.
Huret	De New-York à la Nouvelle-Orléans.
id.	De San-Francisco au Canada.
id.	Rhin et Westphalie.
id.	De Hambourg aux marches de la Pologne.
id.	En Allemagne.
id.	En Argentine, de Buenos-Ayres au Gran Chaco.
id.	En Argentine, de la Plata à la Cordillère des Andes.
Lacombe	Petite Histoire d'Angleterre.
Lapparent (de)	Etudes Géologiques sur le Pays de Bray.

Lavallée	Les Frontières de la France.
Lebas	Histoire de la Ville de Dieppe.
id.	Histoire d'un Port Normand.
Lebault	La Table et le Repas à travers les Siècles.
Lebon	Cent ans d'Histoire Intérieure.
Lefort	Histoire de Rouen.
Lenôtre	Bleus, Blancs et Rouges.
Léon	Fleuves, Canaux, Chemins de Fer.
Levavasseur	Vie de Corneille.
Le Verdier	Les Prénoms dans le Canton de Longueville.
Linguet	Mémoires sur la Bastille.
Malte-Brun	La France Illustrée.
H. Martin	Histoire Populaire de la France.
Martonne (de)	Traité de Géographie Physique.
Maurion	La Formation du Département de la Seine-Inférieure.
Michelet	Introduction à l'Histoire Universelle.
Milet	Catalogue du Musée de Dieppe.
Nonus	La Vie Municipale.
Normand	La Côte Normande : Dieppe, Le Tréport, Mers, Saint-Valery, Fécamp, Etretat, Cayeux, Arques, Pourville, Varengeville, Ste-Marguerite, Mesnières.
Omouton	1800-1815.
Parmentier	La Cour du Roi Soleil.
Penel	De Paris à Boulogne.
Albert Petit	Histoire de Normandie.
Pinon	L'Europe et l'Empire Ottoman.
Rambaud	Histoire de la Civilisation Française.
id.	Histoire de la Civilisation Contemporaine.
Salomon Reinach	Orphéus. - Histoire Générale des Religions.
Rey	Voyages d'Etudes en Tunisie.
Rocheblave	Agrippa d'Aubigné.
Lt Roland	L'Education Patriotique du Soldat.
Rousiers (P. de)	Les grands Ports de France.
Salone	La Colonisation de la Nouvelle France.
Abbé Sauvage	Histoire Populaire de Bacqueville.
Seignobos	Abrégé de l'Histoire de la Civilisation.
Jules Sion	Les Paysans de la Normandie Orientale.
Abbé Sommesnil	Campagne de Henri IV au Pays de Caux, 1592.
Taine	Voyage aux Pyrénées.
Vasselin	Récits Historiques Dieppois et Normands.
Vesly (de)	Carte Préhistorique de la Seine-Inférieure.
id.	Les Fana de la Région Normande.
Vidal de Lablache	Tableau Géographique de la France.
Vitet	Histoire de Dieppe.
Zimmer	Description des Rives de la Seine du Hâvre à Rouen.

Série I. — **Sciences**

Benoist Lévy	L'Enfant des Cités-Jardins.
Boissières	Notions d'Hygiène pratique.
Brechemin	La Basse-Cour productive.
Brucker	Initiation Zoologique.
Chardot	Manuel de l'Arbre.
Chateau	Un Danger menaçant pour la santé publique.
Darwin	L'Origine des Espèces.
Dary	L'Electricité dans la Nature.
Darzens	Initiation Chimique.
Debove et Plicque	Hygiène.
Delvaille et Breucq	La Santé de l'Ecolier.
Maria Dupont	L'Hygiène de la Femme professeur.
H. Favre	La Vie des Insectes.
Flammarion	Initiation Astronomique.
Godefroy	L'Education Scientifique dans les petites Classes.
Grenier	L'Enseignement agricole à l'école rurale.
Guillaume	Initiation à la Mécanique.
Haeckel	Origine de l'Homme.
id.	Les Enigmes de l'Univers.
id.	Les Merveilles de la Vie.
Dr Héricourt	L'Hygiène Moderne.
Laisant	Initiation Mathématique.
id.	L'Enseignement du Calcul.
Langlois et Blondel	Manuel d'Antialcoolisme (Livre de l'Elève).
Leblanc	L'Enseignement Agricole.
Gustave Le Bon	L'Evolution des Forces.
id.	L'Evolution de la Matière.
Maeterlinck	L'Intelligence des Fleurs.
id.	La Vie des Abeilles.
Maire	La Technique du Livre.
Martel	Règles et Exercices de Calcul rapide.
id.	Procédés de Calcul rapide.
Meunier	La Terre Végétale.
Mirabaud et Havaux	Conseils pratiques pour fonder et faire vivre une Section de la Ligue Nationale contre l'Alcoolisme.
Natin	Pomologie Pratique.
Noël-Rosset	Le Pommier et le Cidre.
Painlevé - Perrier - H. Poincaré	Ce que disent les Choses.
Dr G. Pennetier	Histoire Nationale Agricole du gros et petit bétail.
Perrin	La Comptabilité pratique.
Petit	Conférences sur l'Alcoolisme.
Dr Pierre	Un faux-aliment : l'Alcool.
Dr Pinard	La Puériculture.
E. Reclus	Les Phénomènes Terrestres.
Dr Riaut	Hygiène Scolaire.
Robin	Dans l'Eau.
Rouma	La Parole et les Troubles de la Parole.
Sagnier	Cours d'Agriculture.